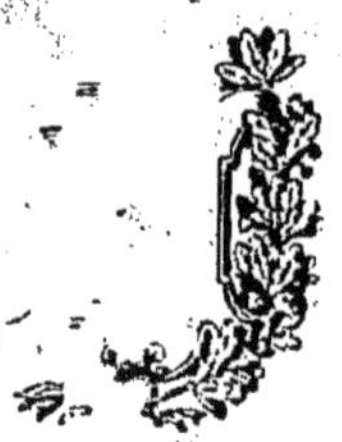

Dr Armand BARRAUD

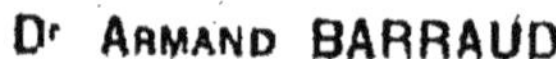

ÉTUDE DE LA VASO-CONSTRICTION

PRODUITE PAR

L'APPLICATION LOCALE DE L'EXTRAIT AQUEUX

DE CAPSULES SURRÉNALES

A.-H. STORCK, ÉDITEUR
LYON

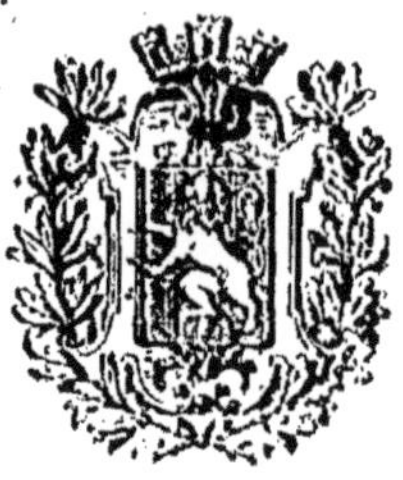

Dr Armand BARRAUD

ÉTUDE DE LA VASO-CONSTRICTION

PRODUITE PAR

L'APPLICATION LOCALE DE L'EXTRAIT AQUEUX

DE CAPSULES SURRÉNALES

A.-H. STORCK, ÉDITEUR
LYON

AVANT-PROPOS

C'est à la clinique ophtalmologique de M. le professeur Dor qu'il nous a été permis de constater pour la première fois l'effet vaso-constricteur puissant de l'extrait aqueux de capsules surrénales.

Cette propriété intéressante méritait d'être étudiée; M. le Dr Louis Dor a eu la bienveillance de nous confier ce sujet nouveau et de nous communiquer quelques observations qui, à elles seules, sont assez concluantes pour nous permettre d'espérer que le nouvel agent que nous étudions dans ce travail, occupera désormais une place importante dans la thérapeutique oculaire et principalement dans le traitement de la kératite vasculaire.

Nous voulons exprimer ici toute notre gratitude et notre reconnaissance à celui qui nous a si gracieusement prodigué son temps et ses conseils et dont le dévouement nous a profondément touché dans certaine circonstance.

Nous avons suivi avec le plus grand intérêt, pendant un an, la clinique ophtalmologique de M. le professeur Dor, nous le remercions vivement de nous avoir laissé bénéficier de son enseignement si élevé et si profitable.

Tous nos extraits de capsules surrénales, de thyroïde,

de pancréas, reins, etc. ont été gracieusement préparés pour nous par M. Jacquet, dont la compétence en cette matière est bien connue. Nous le prions d'accepter tous nos remerciements pour le labeur énorme que nous lui avons imposé.

M. le Dr Nicolas a bien voulu nous aider de ses conseils pour mener à bien les quelques expériences que nous avons faites dans le laboratoire de M. le professeur Arloing, nous l'en remercions vivement.

M. le Dr Rougier, avec sa complaisance inépuisable, nous a fait acquérir, à sa clinique du dispensaire, quelques éléments précieux et indispensables de la science qu'il pratique avec tant de compétence. Nous emporterons de lui un souvenir plein de reconnaissance.

Que M. le professeur Soulier, qui a bien voulu nous faire l'honneur d'accepter la présidence de notre thèse, reçoive l'expression de notre plus vive gratitude.

I

HISTORIQUE

Peu d'organes ont autant exercé la sagacité des physiologistes que les capsules surrénales et l'on peut dire que leurs fonctions, comme celles de toutes les glandes sanguines, restent à l'heure actuelle, un des points les plus mystérieux de la physiologie.

En passant rapidement en revue les principaux travaux qu'elles ont pu susciter nous pouvons constater qu'avant 1855, où parut le remarquable travail d'Addison sur la maladie qui a conservé son nom, les théories se réduisaient à celles de Bartholin et de Wharton qui entrevoyaient déjà le double rapport de ces organes avec le système nerveux et circulatoire.

Pour Wharton surtout qui a, pour ainsi dire, inauguré les idées actuellement admises, les corps surrénaux dispersaient dans l'organisme un fluide nerveux et sécrétaient [illegible] luit inconnu qu'ils versaient dans le sang.

Addison, en localisant dans les capsules surrénales les lésions de la maladie bronzée, provoquait une série de travaux sur la physiologie de ces organes.

Brown-Séquard essaya de reproduire chez les animaux les symptômes de la maladie d'Addison et d'établir jusqu'à quel point la décapsulisation pouvait être préjudiciable à l'organisme.

Il put observer après l'ablation de ces organes une série de symptômes tels que : affaiblissement général, prostration, paralysie commençant par les membres postérieurs, modifications importantes du côté de la respiration et de la circulation, symptômes suivis fatalement de mort au bout de quelques heures et qu'il attribua à des embolies des capillaires cérébraux, par suite de l'accumulation de pigment dans le sang.

Ces conclusions furent successivement contestées par Gratiolet, Philippeaux, Berruti (de Turin), Harley. Pour ces auteurs, en effet, les phénomènes observés par Brown-Séquard seraient dus à des lésions opératoires soit du péritoine, soit de la veine cave, du foie ou des nerfs ganglionnaires.

Les travaux récents de Nothnagel, Tizzoni, Stilling jetèrent un jour nouveau sur cette question et nous arrivons aux travaux de MM. Langlois et Abelous dont les conclusions sont aujourd'hui généralement admises.

Tout en confirmant les observations de Brown-Séquard ils ajoutèrent cette notion nouvelle que les capsules surrénales auraient pour fonction de sécréter un ferment spécial qui, versé dans le sang, détruirait les poisons fabriqués par l'organisme. C'est en supprimant cette action toxicolytique des capsules qu'on favoriserait l'accumulation dans le sang des poisons nés aux cours des échanges nutritifs et qui ne tardent pas à entrainer la mort de l'animal.

Cette série de travaux semble démontrer d'une façon irrécusable le rôle indispensable des capsules surrénales dans l'organisme et leur action neutralisante sur les toxines et les poisons qu'il élabore, mais ils ne conduisent cependant pas d'une façon absolue aux conclusions adoptées par MM. Langlois et Abelous.

En effet l'existence d'une sécrétion contenant un ferment spécial provenant des glandes surrénales n'a jamais été démontrée.

D'autre part, si au lieu de s'adresser aux phénomènes qui suivent la décapsulisation, on étudie les effets produits par les divers extraits des capsules surrénales, on acquiert déjà cette notion importante qu'ils contiennent normalement des substances toxiques. Ces produits injectés à des animaux provoquent une série de troubles qui ne sont pas sans analogie avec ceux que provoque l'ablation des corps surrénaux et que Brown-Séquard avait déjà signalés. Cette toxicité des extraits surrénaux augmente avec toutes les causes qui peuvent favoriser dans l'organisme l'élaboration des poisons qu'il fabrique.

C'est là le point de vue auquel s'est placé M. Dubois (de Nancy) pour en déduire que le problème de l'action toxicolytique des capsules surrénales devait être recherché dans l'intimité même du parenchyme surrénal. C'est là que viendraient affluer les principes nuisibles nés de l'activité fonctionnelle, principes qui seraient modifiés à la longue par un mécanisme analogue à celui attribué au foie. Il serait donc illusoire d'après cet auteur de traiter la maladie d'Addison par les injections d'extrait de capsules surrénales.

Ce surcroît de fonctionnement imposé aux capsules

surrénales par l'introduction dans le torrent circulatoire d'un excès de toxines ne tarde pas à se traduire par une hypertrophie persistante de ces glandes, et cela surtout lorsqu'on réalise des intoxications lentes et chroniques. Cette hypertrophie d'après M. Caussade « porte sur tous les éléments de la glande et ne s'accompagne d'aucune autre altération macroscopique saisissable ».

Ce me semble bien être là le phénomène réactionnel qui prouve avec évidence le rôle défenseur des capsules surrénales vis-à-vis des substances qui ont été extraites de leur parenchyme.

Voici donc bien une donnée nouvelle sur le rôle des corps surrénaux qui nous est révélée par l'action d'un extrait organique que la plupart des expérimentateurs considéraient autrefois comme d'une innocuité absolue. Peut-être l'étude attentive des phénomènes provoqués par les extraits des divers organes nous aidera-t-elle à élucider un jour d'une façon plus complète l'histoire très obscure des glandes à sécrétion interne.

Nous insisterons particulièrement dans ce travail sur l'action vraiment importante qu'exercent les injections d'extrait aqueux de capsules surrénales sur l'appareil circulatoire.

Ce fait avait déjà été mis en lumière par Olivier et Schaefer (*Journal of Physiology*, 1894). Ces auteurs constatèrent que les préparations de capsules surrénales possédaient une action vaso-constrictive puissante s'exerçant particulièrement sur les petits vaisseaux.

Dans un numéro du 16 mai 1896 du *New-York medical Journal*, M. le docteur Bates s'aperçut que ce phénomène pouvait être rendu immédiatement manifeste sur les vaisseaux de la conjonctive par la simple instillation d'une goutte d'extrait aqueux dans l'œil.

M. le docteur Louis Dor, après avoir contrôlé cette action nouvelle des glandes surrénales publia dans la *Province médicale* du 11 juillet un article où il signalait tout le bénéfice que pouvait tirer la thérapeutique oculaire de ce nouvel agent.

Les capsules surrénales auraient-elles donc pour fonction accessoire de sécréter une substance spéciale destinée à produire, pour les besoins de l'organisme, des actions vaso-constrictives, dans le but de ralentir, à certains moments, l'activité fonctionnelle et par suite l'élabo[illegible] trop rapide de toxines? Ce n'est assurément là [illegible] une vue de l'esprit, mais le fait est fort possible.

Il s'agit là d'une propriété inhérente aux capsules surrénales seules, comme nous avons pu l'expérimenter par l'emploi successif des extraits des diverses glandes vasculaires sanguines, d'une propriété stable et constante et par conséquent semblant bien faire partie de la physiologie de ces organes.

Il ne parait pas inutile après les nombreuses discussions soulevées par la méthode séquardienne, les doutes émis sur l'action des extraits organiques, de mettre en relief cette nouvelle fonction des capsules surrénales qui est si facilement constatable et ne peut être mise en doute.

Assurément il ne s'agit probablement que d'une fonction accessoire qui n'infirme en rien les données acquises sur le rôle antitoxique des glandes surrénales. En effet, comme le dit fort bien Brown-Séquard, toutes les glandes à sécrétion interne, en dehors de leur fonction spéciale, donnent quelque chose d'utile à l'organisme. Comment et de quelle façon ? Cette question est encore fort obscure, mais il n'est pas douteux que l'organisme a besoin pour vivre de recevoir des divers tissus des substances qui lui sont nécessaires.

II

PRÉPARATION

Depuis les publications de Brown-Séquard à la Société de biologie, l'emploi des extraits organiques s'est un peu répandu partout et leur usage est aujourd'hui entré dans le domaine de la pratique. Ces extraits préparés selon la la formule indiquée par d'Arsonval sont presque toujours obtenus par macération dans la glycérine.

La préparation de l'extrait aqueux de capsules surrénales diffère sensiblement de celle de ces derniers. Voici quel est son mode de fabrication :

On peut utiliser les capsules surrénales de tous les animaux, mais généralement ce sont celles du mouton que l'on emploie, nous avons constamment expérimenté avec les capsules de cet animal.

Ces organes, débarrassés de leur graisse et finement hachés, sont mis dans l'eau bouillante jusqu'à réduction. Le résidu est desséché et pulvérisé. La poudre obtenue, additionnée d'eau froide, est filtrée sur papier ou sur peau de chamois. On évapore à siccité et on redissout le résidu dans son volume d'eau.

Toutes ces manipulations doivent être opérées aussi aseptiquement que possible, car d'une façon générale les liquides organiques sont très altérables et particulièrement les solutions aqueuses de capsules surrénales. En effet, lorsqu'elles sont exposées à l'air elles ne tardent pas au bout de très peu de temps à se troubler et à perdre leurs propriétés.

C'est pour remédier à cet inconvénient qu'on emploie de préférence en Amérique l'extrait en poudre qui est dissous dans l'eau au fur et à mesure des besoins.

L'addition d'antiseptiques aux solutions aqueuses d'extrait surrénal détruit leur pouvoir vaso-constricteur. Cependant d'après le docteur Bates, le tricrésol au millième permet de conserver ces préparations pendant un mois environ.

Tous ces inconvénients disparaissent si l'on emploie des solutions enfermées dans des ampoules en verre, scellées à la lampe et stérilisées ensuite à l'autoclave.

Nous signalerons en passant un phénomène assez curieux. Ces solutions, même à l'abri de la lumière, foncent puis deviennent très noires, modifications dues sans doute à l'évolution de certains pigments.

Le procédé de filtrage sur papier n'offre peut-être pas toutes les garanties désirables pour la recherche de la toxicité de cet extrait.

On peut pour plus de sécurité après une première filtration grossière sur papier, placer le liquide obtenu dans le stérilisateur à acide carbonique de d'Arsonval, dans lequel il est soumis pendant deux heures à une pression de 53 atmosphères d'acide carbonique à 15°. D'après d'Arsonval, lorsqu'on porte la température à 42° ce qui élève la pression à 90 atmosphères tous les germes sont instantanément détruits et les substances albuminoïdes respectées.

Un procédé plus pratique et plus à la portée de tout médecin consiste à opérer avec le petit appareil de Galante ; la deuxième filtration est effectuée sur une bougie d'alumine stérilisée que l'on enferme dans un récipient où un aspirateur de Potain fait le vide.

Ce mode de filtration est considéré par Brown-Séquard comme très important, car pour lui, en se servant de l'appareil à stérilisation par l'acide carbonique, on peut sans danger injecter dans le sang presque tous les liquides organiques.

Quoique nous n'ayons pas utilisé ce procédé pour les préparations dont nous nous sommes servi, grâce au filtrage sur de bons filtres en papier et une destruction complète de tous les germes par la stérilisation à l'autoclave il nous a été permis d'éliminer toutes les causes d'erreur qui auraient pu se présenter par suite de l'impureté des liquides en expérience.

III

MODE D'ACTION DE L'EXTRAIT DE CAPSULES SURRÉNALES

Étudier spécialement les effets produits sur l'appareil circulatoire par l'extrait aqueux de capsules surrénales, observer les phénomènes réactionnels sur les divers appareils ainsi que les symptômes toxiques qu'il provoque, tel est le but que nous nous proposons dans ce chapitre.

L'action de cette substance sur le système circulatoire avait peu attiré l'attention des expérimentateurs. Seuls, peut-être, Olivier et Schaefer avaient particulièrement insisté sur leur action vaso-constrictive puissante et considéraient comme accessoires les effets produits sur les autres organes.

L'action sur les vaisseaux de la conjonctive est la manifestation locale de cette faculté vaso-motrice. Nous avons pu la vérifier d'une façon constante à la clinique ophtalmologique de M. le professeur Dor.

Chaque fois que nous avons vu instiller ou instillé nous-même une goutte d'extrait aqueux de capsules surrénales l'effet n'a pas tardé à se produire.

C'est en général au bout de trente à quarante secondes que l'on voit le calibre des vaisseaux se rétrécir, les petites artérioles disparaissent complètement, au bout de quelques minutes l'anémiation est devenue complète, la conjonctive est quelquefois d'une pâleur livide. Le phénomène persiste peu, après quinze ou vingt minutes les vaisseaux reprennent leur aspect antérieur.

Cette propriété remarquable des capsules surrénales peut être observée sur l'œil sain, mais c'est surtout lorsque la conjonctive est injectée que le fait est appréciable. Toute trace d'inflammation disparaît alors, les phénomènes douloureux cèdent un instant et l'on est alors vraiment frappé de la puissance de cet astringent dont l'équivalent n'existe pas en thérapeutique.

On peut à volonté reproduire ce phénomène dès que l'action du médicament cesse de se faire sentir ; de fréquentes instillations n'épuisent pas cette vaso-contriction et l'on peut en les renouvelant fréquemment tenir les vaisseaux de la conjonctive dans un état permanent de contraction.

Ajoutons que l'instillation n'est pas douloureuse et qu'elle rend possible l'anesthésie par la cocaïne lorsque la congestion de l'œil gêne les effets de cette dernière.

C'est certes là une notion bien intéressante que cette action nouvelle des capsules surrénales car il nous semble que rien ne peut interdire cette idée que ces organes doivent physiologiquement utiliser cette propriété pour le rôle qu'ils ont à remplir.

Les capsules surrénales sont-elles les seules parmi les glandes sanguines qui jouissent de la faculté d'amener immédiatement la vaso-constriction ? Oui, car nous avons successivement recherché cette action avec les extraits aqueux des différents organes tels que : corps thyroïde, pancréas, rein, ovaire, testicule.

Ces extraits ont été préparés selon la formule que nous avons précédemment indiquée pour les capsules surrénales. Dans aucun cas nous n'avons pu obtenir la réaction caractéristique et là où elle avait échoué les capsules surrénales la donnaient sûrement.

Nous nous sommes proposé d'étudier expérimentalement l'action vaso-constrictive de l'extrait de glandes surrénales.

Ces modifications vasculaires ont été surtout étudiées sur l'oreille du lapin. Le lapin albinos a particulièrement facilité nos recherches à ce point de vue. En effet la disposition de ses vaisseaux auriculaires très visibles et très bien développés rend sensibles les moindres changements de son système circulatoire.

L'animal est immobilisé sur la planchette à fixation, placé de manière à ce que ses deux oreilles soient fixées verticalement et on peut ainsi juger par comparaison les phénomènes qui se passent dans l'oreille en expérience.

On éclaire en arrière au moyen d'une lumière un peu vive, une lampe de Ranvier par exemple, et les plus fines arborisations vasculaires apparaissent alors.

Au moyen d'une seringue de Pravaz, on pousse dans le tissu cellulaire à la partie inférieure de l'oreille une certaine quantité de liquide surrénal (1/2 centimètre cube), généralement à partir de la cinquième ou sixième minute, l'effet commence à se manifester. Les plus petits vaisseaux disparaissent d'abord, de l'extrémité de l'oreille à la base, les plus gros troncs se rétrécissent ensuite mais ne disparaissent complètement que lorsque l'on augmente la dose. Cette anémiation dure environ un quart d'heure et s'accompagne d'un abaissement très sensible de la température locale.

Nous avons reproduit sous une autre forme cette expérience chez la grenouille. En étalant sous le champ du microscope la langue ou la membrane interdigitale de cet animal, il nous a paru qu'après l'injection de quelques gouttes d'extrait, le calibre des vaisseaux diminuait d'une façon appréciable,

L'effet vaso-constricteur de l'extrait aqueux de capsules surrénales peut donc bien être affirmé ; nos expériences ont été renouvelées plusieurs fois et nous avons pu vérifier d'une façon constante les réactions que nous venons de signaler.

Il nous a paru intéressant de rechercher par quel mécanisme se produisait cet acte vaso-moteur. Faut-il l'attribuer à un phénomène périphérique, ou bien s'agit-il d'un phénomène dépendant du système nerveux ?

Pour arriver à résoudre cette question, nous avons repris chez le lapin l'expérience précédente en détruisant tous les conducteurs nerveux qui se rendent à l'oreille c'est-à-dire le filet cervical du grand sympathique et le nerf grand auriculaire.

Voici comment nous avons procédé : après avoir convenablement fixé l'animal, on pratique à la partie antérieure du cou, au niveau de la trachée et sur la ligne médiane une incision de trois centimètres. On divise la peau, le peaucier, le tissu cellulaire et l'on cherche l'espace qui sépare le sterno-hyoïdien du sterno-cléido-mastoïdien. En écartant ce dernier muscle, on tombe sur le paquet vasculo-nerveux.

On aperçoit alors le pneumogastrique à la partie externe, la carotide en dedans et entre eux le cordon sympathique. Il suffit de soulever la carotide et d'isoler délicatement ce dernier filet nerveux avec un stylet.

Dès que le sympathique est sectionné, une certaine vaso-dilatation se produit mais elle n'est pas complète à cause des nombreux filets nerveux qui arrivent encore aux vaisseaux par le nerf grand auriculaire.

On sectionne donc ce nerf. A la face dorsale de l'oreille, longeant le côté interne de la grande veine médiane auriculaire, on arrive après une rapide dissection sur ce rameau nerveux et l'on est averti de sa présence par les soubresauts de l'animal qui répond au contact. Immédiatement après la section du grand auriculaire s'établit une vaso-dilatation paralytique complète de tous les vaisseaux.

On peut alors pratiquer dans le tissu cellulaire de l'oreille une injection de liquide surrénal de 1/2 centimètre cube. Au bout de quelques minutes, l'anémie de l'oreille se produit, le phénomène, à cause de la vaso-dilatation, est encore plus appréciable qu'avant l'énervation, il nous est même arrivé dans un cas d'obtenir une ischémie très avancée.

D'autres expériences peuvent encore plaider en faveur d'une action vasculaire indépendante du système nerveux. C'est ainsi qu'en plongeant dans le pléthysmographe un membre de l'animal en expérience, on voit l'instrument accuser une rétraction considérable des vaisseaux dès que l'on injecte dans le tissu cellulaire une certaine quantité d'extrait surrénal. Après la section des nerfs allant au membre on voit la vaso-constriction persister.

Nous avons enfin eu la bonne fortune de pouvoir vérifier chez l'homme ces données de l'expérimentation. Chez un malade atteint de kératite neuro-paralytique à la suite de l'ablation du ganglion de Gasser pratiquée par M. le docteur Laguaitte, M. le docteur Louis Dor a pu s'assurer que les instillations d'extrait de capsules surrénales proposées comme moyen curatif produisaient toujours leur phénomène vaso-constricteur malgré la destruction des conducteurs nerveux.

La conclusion à tirer de ces faits c'est qu'il faut éliminer toute participation du système nerveux dans la production de cette vaso-constriction et que par conséquent le liquide surrénal exerce une action directe sur les fibres musculaires lisses de la tunique des vaisseaux.

On pourrait nous objecter qu'il est impossible de réaliser la destruction complète de tous les centres nerveux d'une partie, car il peut toujours exister des actions récurrentes qui ne permettent pas d'éliminer le concours du système nerveux. C'est assurément là un argument qui ne nous permet pas d'établir d'une façon absolue que l'action périphérique est la seule à considérer.

Ce mode d'action de l'extrait aqueux des glandes surrénales se rapprocherait donc beaucoup de celui qu'on attribue à l'ergotine. Disons cependant que nous nous sommes assuré que l'extrait aqueux d'ergotine ne produit aucune vaso-constriction sur la conjonctive.

Action sur le cœur et sur la tension sanguine. — Cette contraction extrême des vaisseaux a un retentissement très marqué sur la pression sanguine et le cœur.

Il résulte des observations d'Olivier et Shaefer que la pression artérielle est très augmentée, comme on devait s'y attendre ; elle peut s'élever dans l'hémomanomètre de 2 à 4 centimètres de mercure au-dessus de la normale. D'après ces auteurs les effets sur les vaisseaux, sur la tension artérielle et sur le cœur sont dissimulés par l'action inhibitrice qui s'exerce sur cet organe par l'intermédiaire des nerfs pneumogastriques.

Ils ont pu en outre constater que tandis que les oreillettes s'arrêtaient de battre, les ventricules conservaient un rythme lent et indépendant.

Nous avons nous-meme observé qu'après avoir injecté à des lapins 1 centimètre cube d'extrait de capsules surrénales les mouvements du cœur se ralentissaient et que ce ralentissement persistait jusqu'à la section des deux vagues. La section d'un seul des pneumogastriques ne modifie pas le ralentissement des battements. Dès que ces nerfs sont coupés on voit les mouvements du cœur s'accélérer et cela avec un rythme beaucoup plus rapide que celui que l'on obtient d'ordinaire en supprimant l'action modératrice des vagues. En même temps qu'ils deviennent plus précipités ces battements sont plus forts.

Cette action d'inhibition sur le cœur nous a paru gêner l'action vaso-constrictive de l'extrait aqueux de capsules surrénales, car après avoir coupé les deux pneumogastriques les réactions que nous avons obtenues dans nos essais sur les vaisseaux étaient plus accentuées et plus nettes.

Appareil respiratoire. — De l'accélération dans les mouvements respiratoires, quelquefois une respiration superficielle bruyante et stertoreuse, tels sont les symptômes que nous avons pu constater de ce côté.

Système nerveux et musculaire. — Quelques animaux auxquels nous avons pratiqué des injections soit hypodermiques soit intra-veineuses d'extrait surrénal présentaient tantôt des phénomènes d'affaissement, de somnolence, quelquefois même du coma, de la diminution de la sensibilité, de l'abolition des réflexes, de la paralysie des membres postérieurs, d'autres fois au contraire des convulsions tétaniformes.

D'après Olivier et Shaefer l'excitation soit directe soit nervo-motrice produit la contraction musculaire, mais les contractions sont modifiées, la période d'excitation latente est très faible et ralentie, la phase de relâchement se prolonge beaacoup, les courbes de fatigue apparaissent rapidement.

Appareil digestif. — Quoique nous n'ayons jamais pu observer d'accidents de ce côté, nous croyons utile de citer ici le cas de plusieurs personnes qui ont présenté simultanément des troubles digestifs assez marqués après avoir absorbé des capsules surrénales.

Appareil visuel. — La pupille est souvent dilatée, pas d'exophtalmie ni de nystagmus.

Température. — D'après le docteur Rouques, l'extrait de capsules surrénales serait hyperthermisant. Trois centimètres cubes (constitués par une partie d'organe pour 2/3 d'eau salée) amèneraient rapidement une ascension thermométrique d'un degré.

Nous n'avons jamais observé cette élévation de la température dans le cours de nos expériences.

Il nous serait difficile d'établir d'une façon absolue l'ordre d'apparition et la fréquence relative des divers symptômes que nous venons d'énumérer.

Nous avons été surtout frappé par ce fait qu'il n'existe point de rapport rationnel entre les doses de liquide organique injectées et la production de ces phénomènes. Ainsi dans certains cas nous avons pu les voir apparaître avec des doses relativement faibles, tandis que, dans d'autres cas, l'animal ne paraissait pas influencé par des quantités assez élevées.

Toxicité. — Lorsqu'il s'est agi d'établir la dose maniable de l'extrait de capsules surrénales nous avons trouvé les mêmes résultats contradictoires que précédemment.

Cette toxicité est assurément un fait bien établi par nombre d'auteurs, entre autres Foa et Pellacani, Olivier et Shaefer, Gluzinski, Dubois, etc., mais l'accord n'existe pas lorsqu'il s'agit de déterminer la valeur exacte de ce coefficient toxique.

C'est ainsi que Foa et Pellacani ont établi que l'extrait surrénal à la dose de 2 cc. produit la mort en 24 heures chez le lapin.

M. le docteur Caussade au contraire, en expérimentant sur des cobayes, injectait tous les trois jours 3 cent. cubes d'extrait et poursuivait quelquefois ces injections pendant un certain temps ; or, quelques-uns de ces animaux résistaient très bien, d'autres succombaient plus ou moins rapidement.

Nous n'avons pas expérimenté sur un nombre assez considérable d'animaux pour pouvoir en tirer des conclusions trop absolues, mais les essais que nous avons tentés dans ce sens nous ont montré que cette toxicité présentait des caractères de variabilité assez sensibles.

Voici d'ailleurs quelques-unes de nos observations les plus nettes :

OBSERVATION I

Lapin 1 k. 300. Injection dans la veine marginale de 1/2 cent. cube d'extrait surrénal. Au bout de trente secondes, convulsions et mort.

OBSERVATION II

Lapin 1 k. 250. Injection intra-veineuse de 1 cc. 5. Dyspnée, respiration stertoreuse, l'animal survit.

OBSERVATION III

Lapin 1 k. 500. Injection veineuse de 1 cc. Pas de phénomènes immédiats, mort au bout de 18 heures.

OBSERVATION IV

Lapin 1 k. 800. Injection dans le tissu cellulaire de 1 cc. d'extrait. Respiration bruyante, ralentissement du cœur, dilatation pupillaire. L'animal ne meurt pas.

OBSERVATION V

Lapin 1 k. 500. Injection hypodermique de 1 cc. 5 d'extrait; respiration superficielle rapide, bruyante, torpeur, paralysie des membres postérieurs, mort au bout de quelques heures.

OBSERVATION VI

Lapin 1 k. 700. Injection de 2 cc. de liquide surrénal, pas de symptômes immédiats, survie.

OBSERVATION VII

Deux cobayes. Injection hypodermique de 1 cent. cube chacun n'amène que de la torpeur. Ces animaux, de nouveau injectés avec les mêmes doses après quelque temps, meurent tous deux au bout de 2 jours.

En présence de ces faits deux hypothèses se présentent à l'esprit pour expliquer cette divergence dans les résultats obtenus.

En effet il s'agit ou bien d'une tolérance individuelle variable vis-à-vis des poisons surrénaux ou bien d'une virulence non uniforme des liquides injectés.

Ces deux propositions peuvent être vraies à la fois si l'on s'en rapporte à la théorie proposée par M. Dubois sur le rôle protecteur des capsules surrénales.

On peut admettre en effet que ces organes luttent plus ou moins victorieusement contre ce surcroit de poisons qu'il leur faut éliminer et l'animal succombera d'autant plus facilement qu'il devra déjà neutraliser une plus grande quantité de toxines fabriquées par son propre organisme.

D'autre part, si les phénomènes de neutralisation se passent bien, comme il le prétend, dans le parenchyme des glandes surrénales, il est dès lors logique de trouver des différences de toxicité selon que l'on aura employé les capsules de tel ou tel animal.

Il a été en effet reconnu que suivant le genre de vie de l'animal, suivant le surmenage auquel il est soumis et en le nourrissant avec des substances avariées, on obtenait de ses capsules surrénales des extraits hypertoxiques. De même les animaux soumis à ce genre de vie supportaient très mal les injections d'extrait surrénal.

Nous devons donc conclure sur ce point que la toxicité des extraits surrénaux étant un fait bien acquis, il reste encore à déterminer dans quelles limites cet agent peut être employé.

Quelques auteurs ont tenté d'isoler la substance active des préparations de capsules surrénales.

Certains ont attribué à la neurine leur action vaso-constrictive.

Ce n'est pas l'avis d'Olivier et Shaefer qui prétendent que cette substance produit surtout des phénomènes de paralysie du côté de la respiration, tandis qu'elle provoque très peu de modifications du côté du système circulatoire. D'autre part après avoir constaté l'identité des sels de neurine avec leur base ils ont vu qu'en favorisant, par l'addition d'un acide ou d'une base à l'extrait de capsules surrénales, la formation de sels de neurine (phosphate ou glycéro-phosphate) cet extrait perdait ses propriétés.

Dernièrement M. Gourfein a isolé dans les préparations de capsules surrénales un principe soluble dans l'alcool qui est très toxique, tandis que le résidu soluble dans l'eau reste inactif.

IV

Applications thérapeutiques des propriétés vaso-constrictives

---

Ainsi que nous venons de l'établir les capsules surrénales paraissent avoir un rôle très complexe à jouer dans l'organisme, mais il est indiscutable que parmi les propriétés du suc que sécrètent ces glandes se trouve une *action vaso-constrictive* qui peut être dégagée de toutes les actions toxicolytiques ou autres que l'on peut attribuer à la glande. Cette action vaso-constrictive est-elle due à une substance particulière, isolable, ou bien au contraire appartient-elle comme une propriété supplémentaire à une diastase dont la fonction principale serait tout autre, c'est ce que nous ne pouvons pas savoir, mais des recherches ultérieures parviendront certainement à trancher ce côté de la question.

Pour le moment nous prenons le suc extrait des capsules dans sa totalité, et tout en reconnaissant qu'il possède un grand nombre de propriétés, nous nous attachons exclusivement à étudier celle qui nous intéresse et nous n'envisagerons que la fonction vaso-constrictive. Nous avons essayé de montrer dans le chapitre précédent comment on peut comprendre cette action vaso-constrictive au point de vue physiologique, nous allons maintenant examiner quelle application la thérapeutique peut retirer de cette substance envisagée comme médicament.

Nous avons déjà décrit la vaso-constriction si étonnante qui se produit dans la conjonctive après l'instillation de l'extrait de capsules surrénales dans l'œil. Or cette vaso-constriction peut être intéressante à constater au point de vue physiologique, mais il faut se demander si on ne peut pas l'utiliser au point de vue pratique. C'est précisément ce qui a été fait et plusieurs oculistes, Bates, L. Dor, H. Dor, Darier de Wecker, Deschamps ont obtenu des résultats très encourageants dans quelques observations.

Nous tenons d'une communication orale de M. L. Dor qu'il a essayé ce médicament sur une trentaine de malades, en choisissant surtout les conjonctivites chroniques, les kératites, les sclérites et les glaucomes.

Dans aucun cas il n'a osé proposer à ses malades de les traiter exclusivement avec ce médicament de sorte qu'il considère qu'il ne serait d'aucun intérêt de publier en détail toutes les observations des malades auxquels le médicament a été instillé; tous ont été améliorés, mais tous auraient peut-être été améliorés aussi sans l'extrait de capsules surrénales. Mais dans le nombre il y a deux malades qui ont été suivis pendant assez longtemps et qui ont eu assez de persévérance pour qu'il soit possible de tirer de leurs observations des conclusions assez intéressantes, et nous pensons qu'il vaut mieux donner ces deux observations avec quelques détails plutôt que de publier une longue liste de cas où l'amélioration était évidente mais pas aussi indiscutablement due au médicament.

OBSERVATIONS

OBSERVATION I

M. C..., vingt-sept ans, ingénieur. — Le malade n'a jamais eu d'accident vénérien, il est marié, père de deux enfants: son père et sa mère sont des arthritiques et lui-même est un arthritique très caractérisé. Il a eu des poussées d'herpès, des migraines, des périodes de neurasthénie ; il est d'une sensibilité au froid tout à fait exceptionnelle, et d'une sensibilité telle à la douleur qu'il a pris une syncope après une injection sous-conjonctivale de sublimé.

Il a déjà eu mal à l'œil gauche il y a quelques années. Il a eu une kératite qui a duré un an, qui a été soignée par M. Gillet de Grammont et qui n'a pas laissé de traces.

Il vient au mois de février 1896 pour une affection de l'œil droit qui remonte à huit jours. Toute la cornée est criblée de petites élevures et le diagnostic d'herpès de la cornée s'impose à première vue.

Le traitement a consisté au début en compresses chaudes pour calmer les douleurs et en lotions à l'eau boriquée. Au bout de quelques jours l'aspect de la cornée était absolument celui d'une kératite interstitielle; mais il s'agissait évidemment d'une forme rhumatismale et non de syphilis ou de tuberculose. Le malade prit du salicylate de lithine et un collyre à l'atropine était instillé deux fois par jour. Sur ces entrefaites apparut un hypopyon pour lequel il fut nécessaire de faire une injection sous-conjonctivale de sublimé.

Un mois après ce traitement le malade commençait à être un peu amélioré, il souffrait moins mais toute la cornée était infiltrée de petits vaisseaux capillaires partant de la périphérie et arrivant presque jusqu'au centre. Malgré le traitement il se développa une kératite vasculaire telle que la vision paraissait compromise. M. L. Dor pratiqua une péritomie et eut une amélioration ; mais au moment où la cornée commençait à s'éclaircir survint une nouvelle poussée d'herpès accompagnée de douleurs aussi vives que la première fois et il sembla que tout était à recommencer. C'est alors que M. Dor conseilla au malade de s'instiller toutes les deux heures un collyre à l'extrait de capsules surrénales.

Ce collyre eut une action très remarquable ; non seulement les douleurs disparurent mais en huit jours la cornée redevint transparente comme elle ne l'avait jamais été depuis le début de la maladie et l'acuité visuelle passa de 0,1 à 0,2.

Depuis ce moment l'amélioration a été franche, il subsiste encore des taches diffuses dans la cornée, mais le malade se fait de l'électrolyse avec des courants de 1/2 milliampère, et chaque séance qui amène un peu de congestion de l'œil est précédée et suivie de l'instillation de collyre à l'extrait de capsules surrénales.

Le malade qui est dans une grande usine distribue à tous les ouvriers des capsules surrénales dès qu'ils ont les yeux un peu rouges et il paraît que tous en sont enchantés. Nous ne citons ce fait que pour montrer à quel point le malade a la notion que c'est l'extrait de capsules surrénales qui a déterminé sa guérison ; nous ne partageons pas entièrement son enthousiasme et nous pensons bien que le collyre n'a eu ici qu'une action adjuvante, mais cette action a été très évidente et si nous voulons nous garder de voir avec les yeux de la foi des guérisons chez tous les malades qui ont employé l'extrait de capsule surrénales nous devons nous garder aussi d'un scepticisme trop grand et reconnaître qu'ici le médicament paraît avoir fait rétrocéder en huit jours une kératite vasculaire qui avait été déjà améliorée, il est vrai par une péritomie, mais qui n'aurait probablement pas disparu aussi vite si l'on n'avait pas ajouté l'action des capsules surrénales.

OBSERVATION II

Mlle S..., Stéphanie, dix-huit ans, couturière.

Aucun antécédent héréditaire ou personnel.

Kératite vasculaire aux deux yeux, blépharite, chute complète de tous les cils, lagophtalmie par parésie de l'orbiculaire; conjonctives palpébrales épaissies mais non granuleuses; culs-de-sac normaux; eczéma des narines, surdité.

Cette malade a été soignée pendant plus d'un an à la consultation gratuite du docteur L. Dor et on peut dire que tous les traitements ont été essayés, y compris les scarifications de la conjonctive avec brossage au sublimé; malgré ce que l'on pouvait faire l'état était sensiblement stationnaire et la malade avait une acuité visuelle utile de 0,05 (1/20).

Au mois d'août 1896 M. L. Dor qui remplaçait son père à la consultation gratuite fit instiller à la malade de l'extrait de capsules surrénales et nous avons pu être témoin de la modification considérable et très rapide qui suivit ce traitement; l'acuité visuelle monte à 0,2 et la malade peut reprendre son travail; enfin au point de vue esthétique la malade avec ses yeux aux cornées un peu troubles il est vrai mais aux conjonctives bien blanches était redevenue presque jolie tandis qu'auparavant avec sa kératite vasculaire et ses conjonctives injectées elle inspirait plutôt un sentiment de répulsion.

Malheureusement ce n'est pas une guérison définitive que l'on a pu obtenir. Lorsque la malade cesse pendant quinze jours de s'instiller du collyre sa kératite reparaît; mais elle connaît le moyen de se guérir et spontanément reprend ses gouttes lorsqu'elle voit qu'elle va moins bien. C'est surtout une question pécuniaire qui la retient et qui fait qu'elle néglige de se soigner dès qu'elle va un peu mieux.

AUTRES OBSERVATIONS.

Nous ne donnons in extenso que les deux observations précédentes, parce que ce sont celles où l'action due au surrénal a paru indiscutable, mais nous pouvons dire que dans cinq sclérites et episclérites, dans les kératites vasculaires par trachome et dans un très grand nombre de conjonctivites chroniques, nous avons toujours vu l'extrait de capsules surrénales, déterminer immédiatement une anémie de l'œil et au bout de quelques jours un retour plus ou moins complet à l'état normal, sans qu'il fût possible de dire si la guérison était due indiscutablement ou non au médicament employé.

Nous savons combien il est difficile d'apprécier la valeur thérapeutique d'un médicament et combien on convainc peu ceux qui lisent des observations; nous croyons qu'il faut avoir vu par soi-même l'évolution d'une maladie pour se faire une idée de l'influence exercée par les médicaments employés et nous ne voulons pas être accusé de proposer l'extrait de capsules surrénales comme une panacée universelle, mais nous ne saurions trop engager les oculistes à essayer ce produit principalement dans les kératites vasculaires. Il nous semble indiscutable que cette affection peut être très rapidement améliorée et guérie par l'instillation répétée toutes les deux heures pendant quelques jours de l'extrait de capsules surrénales.

A côté des kératites vasculaires, dans lesquelles on se propose d'exercer une action vaso-constrictive sur les vaisseaux pour les faire disparaître peu à peu, il existe une autre indication de notre extrait. L'ischémie s'accompagne en général d'anesthésie ou plutôt produit secondairement de l'anesthésie; on peut donc se proposer de déterminer par l'intermédiaire de l'extrait des capsules surrénales une anesthésie de la cornée et de la conjonctive. Nous avons constaté qu'à l'état normal, sur un œil non malade l'anesthésie produite est insignifiante et ne peut pas être comparée à celle de la cocaïne, mais si, au lieu de faire des instillations dans des yeux normaux, on cherche à voir ce qui se passe dans les yeux enflammés, le résultat est tout autre. On sait que dans les yeux très injectés, la cocaïne ne produit plus qu'une anesthésie insuffisante et dans les glaucomes inflammatoires, notamment, la cocaïne ne suffit souvent pas à déterminer une anesthésie suffisante pour permettre de pratiquer une intervention chirurgicale; or, si l'on a préalablement produit une anémie de l'œil avec l'extrait de capsules surrénales, la cocaïne retrouve toute son action et la combinaison de ces deux collyres permet d'obtenir un résultat que l'on n'obtiendrait pas avec l'un ou l'autre employé seul; il y a là comme on le voit une indication de l'extrait de capsules surrénales qui diffère totalement de celle dont nous nous sommes occupé jusqu'à présent.

Bates, L. Dor et Deschamps (de Grenoble) ont pu pratiquer ainsi des opérations qui auraient nécessité une anesthésie générale. Nous allons reproduire ici une communication faite par Darier au congrès de Heidelberg de l'année dernière (août 1896) et dans laquelle on verra une observation bien nette de cette action préanesthésiante si l'on nous permet d'employer cette expression. Voici en quels termes cette communication a été rédigée par l'auteur lui-même dans son journal *la Clinique ophtalmologique*, n° 8, août 1896).

« Permettez-moi de vous dire quelques mots d'un médicament nouveau qu'à la suite de Bates (de New-York) et de L. Dor (de Lyon) j'ai essayé avec succès dans des cas où l'œil étant très hypérémié je n'obtenais pas par la cocaïne une insensibilisation suffisante de la cornée pour pratiquer l'iridectomie. Grâce à l'extrait de capsules surrénales instillé sur la conjonctive, j'ai pu, comme L. Dor, rendre l'œil pâle, livide, anémique et la cocaïne à ce moment produit une insensibilisation très manifeste. J'ai pu de cette manière pratiquer trois iridectomies dans des cas où la chose eût été difficile autrement. Dans tous les cas de kératite, de conjonctivite avec hypérémie marquée, j'ai obtenu par le suc surrénal une disparition presque complète de la rougeur de l'œil et de la douleur, mais je n'ai pu remarquer aucun changement dans la circulation rétinienne, même après des instillations prolongées. Ces instillations sont absolument indolores et ne provoquent aucune réaction. Je me permets de parler de ces faits quoique encore bien récents, parce que je crois utile que tous nous essayions ce produit pour en connaître toutes les indications. »

Il s'agit bien évidemment de l'utilisation de la même propriété de notre extrait ; c'est bien toujours son action vaso-constrictive que l'on recherche, mais le but que l'on s'est proposé est différent.

Nous nous sommes demandé aussi si l'on ne pourrait pas utiliser la propriété vaso-constrictive de notre extrait dans un troisième ordre de cas, à savoir dans les hémorrhagies capillaires. Or, voici ce que l'expérience nous a appris. Si l'on fait une incision dans les tissus normaux et qu'on instille sur la plaie fraîche de l'extrait, l'hémorrhagie ne s'arrête pas beaucoup plus vite que si on ne faisait rien ; en effet, il faut une minute environ pour que l'action vaso-constrictive soit à son maximum et au bout de ce temps, les hémorrhagies capillaires sont déjà arrêtées même sans l'instillation d'extrait, quant aux hémorrhagies des petites artérioles, l'extrait ne nous a pas paru avoir la propriété de les arrêter : mais si nous arrivons à la conclusion que les hémorrhagies dans les tissus normaux ne paraissent pas notablement modifiés par l'extrait, nous avons vu, par contre, une observation où l'action hémostatique a été très évidente sur des tissus pathologiques.

Voici le cas dont nous voulons parler. Une femme de quarante ans se présente à M. L. Dor avec un petit angiome de la caroncule. Cette malade demande à être débarrassée de sa petite tumeur qui est à peine du volume d'une tête d'épingle mais qui a une coloration si rouge qu'elle attire le regard. M. L. Dor l'excise d'un coup de ciseaux et fait une légère compression mais l'hémorrhagie ne s'arrête pas au bout de dix minutes. La malade perd beaucoup de sang, au point que M. L. Dor l'étend sur le lit d'opération pour qu'elle ne prenne pas une syncope et se dispose à arrêter l'hémorrhagie avec un glavano-cautère ; mais le sang coule si abondamment qu'il est impossible de toucher le pédicule en voyant ce que l'on fait ; M. L. Dor pense alors à l'extrait de capsules surrénales, et aussitôt qu'il a instillé quelques gouttes de liquide, l'hémorrhagie s'arrête et il devient très facile de cautériser la caroncule avec le galvano-cautère. La malade avait perdu au moins 200 grammes de sang ; il est évident que le perchlorure de fer, l'eau de Pagliari ou tout autre astringent aurait eu peut-être la même action que l'extrait, mais peut-on sans inconvénient employer des liquides aussi peu aseptiques et aussi irritants ? Tandis que l'extrait est absolument aseptique et ne détermine pas la moindre sensation désagréable.

Aussi en présence de cette observation il nous semble que l'extrait de capsules surrénales a encore une troisième indication : l'hémostase dans certains cas exceptionnels il est vrai, mais que l'on rencontre néanmoins en clinique, d'ablation de petites tumeurs très vasculaires dans des régions où la compression est difficile et douloureuse et où on ne veut pas employer des liquides aussi malpropres que l'eau de Pagliari ou aussi caustiques que le perchlorure de fer. Comme on le voit c'est surtout en thérapeutique oculaire que l'extrait de capsules surrénales a été employé. Il nous semble que son emploi devrait se généraliser et que les laryngologistes et les auristes devraient étudier ce médicament comme les oculistes ont commencé à le faire, et tous les médecins d'une façon générale devraient savoir que l'on peut obtenir une action très évidente de vaso-constriction par l'application locale de l'extrait de capsules surrénales, que cette vaso-constriction est le résultat d'une action directe du médicament sur les vaisseaux et qu'elle s'obtient aussi bien sur les vaisseaux normaux que sur ceux qui se sont développés là où il n'en existe pas à l'état normal, comme dans la cornée par exemple, enfin que cette action s'étend même aux vaisseaux des angiomes et qu'elle est aussi évidente sur des vaisseaux privés de toute innervation que sur les vaisseaux normaux (ainsi que M. Laguaitte a pu s'en assurer sur un malade auquel il avait enlevé le ganglion de Gasser).

En résumé, on peut se proposer :

1° De faire disparaître les vaisseaux là où ils ne doivent pas être (kératites vasculaires) :

2° De favoriser l'action anesthésiante de la cocaïne

dans des tissus très enflammés, en produisant une ischémie préalable qui permet à la cocaïne d'agir;

3° De provoquer l'hémostase dans certaines hémorrhagies capillaires qui ne s'arrêtent pas spontanément au bout de quelques minutes.

CONCLUSIONS

I. — L'extrait aqueux de capsules surrénales possède une action vaso-constrictive énergique qui peut être mise en évidence sur les vaisseaux de la conjonctive par l'instillation de quelques gouttes de cet extrait dans l'œil.

II. — Cette action vaso-constrictive semble être indépendante du système nerveux et se produire par l'intermédiaire des fibres lisses des vaisseaux.

III. — L'extrait aqueux de capsules surrénales est toxique. Cette toxicité varie dans des limites assez sensibles, variabilité qui semble tenir : 1° aux capsules surrénales qui ont fourni les extraits ; 2° à la tolérance plus ou moins grande de chaque animal.

IV. — La propriété vaso-constrictive locale du liquide surrénal est efficacement employée en thérapeutique oculaire : 1° surtout dans le traitement de la kératite vasculaire ; 2° quand il s'agit de favoriser l'action anesthésiante de la cocaïne dans des tissus enflammés ; 3° pour provoquer l'hémostase dans certaines hémorrhagies capillaires.

www.ingramcontent.com/pod-product-compliance
Ingram Content Group UK Ltd.
Pitfield, Milton Keynes, MK11 3LW, UK
UKHW020413220726
13923UKWH00004B/1922

9 782016 127384